AF310925

ÉTUDE

SUR

L'ANASARQUE, L'ALBUMINURIE

ET LES LÉSIONS DES REINS

DANS QUELQUES MALADIES,

PAR LE DOCTEUR E. DUFRESNE.

———◦———

Il serait peut-être difficile de trouver dans la médecine moderne un sujet plus exploré que celui de l'albuminurie. Depuis vingt-cinq ans que le docteur Bright a formulé sa découverte, quelle abondance de travaux! Tour à tour les altérations des reins, l'hydropisie, qui coïncide souvent avec elle, l'état du sang, l'état des urines, les phénomènes morbides groupés autour de ces lésions, ont attiré l'attention des observateurs. Aujourd'hui, les micrographes s'appliquent plus particulièrement à saisir l'évolution de ces diverses altérations, leur génération au sein des tissus, leur formation au milieu des blastèmes organisables. Évidemment ce sujet a séduit les médecins, organiciens pour la plupart, qui en ont fait l'objet de leurs études. Il y a là, en effet, quelque chose de spécieux : de la part d'esprits sans cesse préoccupés de trouver des causes matérielles pour les maladies, l'espoir d'un succès se pouvait concevoir au milieu de ces analyses chimiques et micrographiques poursuivies avec tant de persévérance, auxquelles en définitive était commis le soin de trouver une solution. Cette solution n'a jamais été trouvée : l'organicisme toujours l'a vue se dérober devant chacune de ses investigations. Il y a longtemps déjà qu'à Montpellier, le

"

docteur Barre[1] a mis en évidence sa déconvenue. Ce médecin a prouvé, dans une thèse remarquable, que la question de nature de la maladie de Bright ne peut pas plus se résoudre par une viciation du sang que par un changement de structure des reins ou une altération des qualités de l'urine. Qu'au-dessus de tous les phénomènes et de toutes les altérations que le microscope, le scalpel et les réactifs font voir et toucher, il existe quelque chose d'inaccessible à tous les procédés physiques d'investigation et qui ne se révèle qu'à l'œil de l'intelligence. En d'autres termes que, pour la maladie de Bright, comme pour toute autre maladie essentielle, le médecin est obligé d'introduire une notion ontologique, seul procédé intellectuel capable de rendre compte de cet ensemble de phénomènes morbides. L'organicisme ne s'est point relevé de cet arrêt, comme pour les altérations du sang, comme pour la diathèse purulente, il s'y est résigné ; on l'a vu même introduire furtivement dans ses livres, à propos de la question qui nous occupe, la solution vitaliste du docteur Barre, toutefois sans renoncer à établir des transactions, à formuler des exceptions pour certains cas particuliers.

Il ne s'agit point ici de contester les résultats acquis. Chacun d'eux a servi la science en son lieu et en son temps. L'anatomie pathologique et la nosographie en tiendront toujours compte. Toutefois, sans vouloir le moins du monde déprécier la découverte de Bright, sans méconnaître le service qu'il a rendu en attirant l'attention sur des maladies peu étudiées, sans méconnaître, par conséquent, les travaux des nombreux travailleurs qui se sont jetés dans la voie qu'il a ouverte, nous croyons qu'il y a avantage aujourd'hui à déplacer le terrain de l'observation ou plutôt à en modifier le point de vue. Jusqu'à présent, le point de départ des auteurs a été la lésion des reins, autour de laquelle on a groupé l'altération de la sécrétion urinaire, l'alté-

---

1. *Recherches cliniques et philosophiques* pour servir à l'histoire de la maladie de Bright, Montpellier, 1843.

ration du sang correspondante et les phénomènes d'hydropisie. De là il est résulté que l'on a confondu sous ce même chef des états morbides fort divers, rapprochés par le seul fait de présenter, comme symptômes ou états morbides accidentels, les lésions fonctionnelles et les altérations pathologiques que l'on vient d'énumérer. Or, il faut convenir que si l'on gagnait d'une part en connaissances acquises et en matériaux nouveaux, d'autre part, on perdait ce que l'on perd toujours en médecine, alors qu'on se place en dehors de là constitution véritable des faits, c'est-à-dire en dehors des maladies telles que la nature les produit. Ces lésions, si minutieusement étudiées, paraissaient plus profondes, plus intimes, plus rapprochées que tant d'autres des sources de la vie et de leur déviation, plus aptes, par conséquent, à jouer le rôle d'agents étiologiques : c'était là un mirage trompeur, il le fallait oublier.

Le docteur Barre lui-même, si habile à mettre en lumière le nœud vital qui relie entre eux ces divers phénomènes morbides, ne s'est point préoccupé de savoir si ces lésions des reins, si ces modifications dans les qualités de l'urine, n'appartenaient pas à des espèces morbides différentes. Soit pénurie dans les matériaux d'étude, soit plutôt en vertu des tendances de l'École de Montpellier, peu favorable aux distinctions spécifiques, toujours est-il qu'il n'a point modifié les opinions généralement admises.

Cependant la force des choses et le cours même des travaux entrepris par tant d'auteurs différents n'ont pas tardé à ébranler la nouvelle unité pathologique, créée autour de la lésion renale découverte par Bright. — Il devint évident qu'il fallait revenir sur cet ensemble un peu trop hâtivement conçu : ce qu'il y eut de remarquable, c'est que cette contre-épreuve, c'est que ce retour aux distinctions commandées par les espèces morbides différentes s'est opéré sur le terrain même de l'anatomie pathologique et des recherches chimiques qui avaient servi de prétexte à confusion.

Ainsi, c'est l'examen des urines dans les diverses maladies qui amène la découverte de la distinction si importante entre les urines sanglantes et les urines albumineuses par suite d'une altération du sang. — C'était immédiatement séparer les anasarques symptômatiques de la scarlatine, et les anasarques aiguës des anasarques chroniques. — La distinction ne s'est pas produite immédiatement. — La néphrite albumineuse aiguë survit toujours, bien que des nombreuses protestations aient ébranlé le crédit de cette unité factice, instituée sur un phénomène isolé. Elle s'impose encore de par l'autorité de Bright, et surtout de par celle de M. Rayer. — Comme il arrive d'ordinaire, de notre temps, alors que les questions médicales subissent des phases analogues, il s'est établi une atmosphère de confusion; on veut transiger, on admet des exceptions, on veut trouver du vrai dans tous les systèmes, on fait de louables tentatives, mais en dernière analyse, il ne surgit pas d'expression nette de l'état de la question.

Frappé de cette obscurité répandue sur ce sujet, ayant observé depuis quelques années un assez grand nombre de cas d'albuminurie, il nous a paru expédient, pour opérer l'analyse des faits qu'il nous a été donné de recueillir, de prendre, comme point de départ, non plus la lésion rénale et les altérations du sang, mais les espèces morbides distinctes admises *a priori*, dominant les symptômes, et imprimant à chacun des modifications particulières. A notre sens, c'est là le seul mode convenable pour étudier la séméiotique de l'albuminurie. C'est se placer en dehors de la réalité médicale que de vouloir d'avance, et en l'absence de toute considération nosographique, donner une valeur absolue au symptôme d'*albuminurie*.

Partant de ce point de vue, nous avons distingué trois catégories dans lesquelles on observe des lésions rénales, ou tout au moins des altérations dans les qualités de la sécrétion urinaire.

1° Les anasarques et albuminuries de la scarlatine;

2° Les anasarques aiguës essentielles, avec ou sans albuminurie;

3° Les anasarques et albuminuries aiguës et chroniques de la maladie de Bright.

Nous allons étudier successivement ces trois groupes, en joignant quelques remarques sur les phénomènes amaurotiques et les accidents éclamptiques qui se lient si souvent à la présence de l'albuminurie.

Première catégorie.

Anasarques et albuminuries dans la scarlatine.

Nous avons observé sept cas d'anasarque à la suite de la scarlatine; un, seulement, fut mortel. Il s'agissait d'un enfant de dix-huit mois, dans de très-mauvaises conditions hygiéniques.

Les six autres cas parvinrent à la guérison après des phases diverses. Chez tous, elle a été définitive. Deux fois la maladie a mis cinq à six semaines à guérir, chez les autres elle a duré de vingt à vingt-cinq jours. Des symptômes nerveux n'apparurent que chez l'enfant qui a succombé. Il fut pris de convulsións dans la journée qui précéda sa mort.

Quant au précipité albumineux, il ne s'est pas présenté chez les sept malades, dont le plus âgé avait dix-sept ans. — Les urines ont été essayées dans tous les cas d'anasarque, elles n'ont été trouvées coagulables que quatre fois sur sept. Dans ces quatre cas les urines étaient brunes, c'est-à-dire sanglantes, et le précipité, dû à la présence du sang, disparaissait avec la coloration brune de l'urine. Quant aux deux cas où le précipité ne fut pas constaté, l'anasarque n'en marcha pas moins, et ils ne furent pas les plus rapides à guérir. Toutefois, notons que pour ces deux cas je ne fus appelé que pour soigner l'anasarque, c'est-à-dire que je n'arrivais qu'au douzième et au dix-septième jour de la maladie. Peut-être le coagulum aurait-il été constaté si je fusse venu plus tôt.

Il faut dire aussi que nous avons rencontré des urines sanglantes dans quelques cas où l'anasarque ne survint pas. Ce
symptôme ne parut pas ajouter à la gravité du pronostic. Un de
ces derniers faits peut passer pour extraordinaire, il confirme
tout ce que l'on a avancé sur la disposition aux *congestions hy-
pérémiques* dans la période de déclin de la scarlatine. — Nous
voulons parler d'une femme âgée de quarante-cinq ans, qui avait
subi une scarlatine de forme commune très-intense. Dans la
période de déclin, la desquammation étant commencée, la malade
fut prise d'hémorrhagie sur toutes les surfaces muqueuses. On vit
du sang pur sourdre à la surface des muqueuses pharyngienne et
buccale. On en vit couler à flot durant trois jours à la surface
de la conjonctive. Pendant le même temps la malade rendit
continuellement des urines abondamment mélangées de
sang.

Cette effusion de sang effrayait au premier abord, mais l'état
général des forces n'en fut que très-médiocrement affecté. Ces
hémorrhagies se prolongèrent pendant quatre jours. Il ne survint pas d'anasarque, et la guérison fut entière, si non fort
rapide.

Tout ce que l'on sait autorise à croire qu'il y avait là une très-
forte congestion des reins. — Je n'insiste pas sur plusieurs
autres cas observés dans la même épidémie, où je constatai des
urines sanglantes et albumineuses, sans qu'il se présentât d'hydropisie.

Il n'y a rien en tout ceci qui n'ait été vu et décrit par tout le
monde : tout à l'heure, une comparaison avec les autres catégories
manifestera combien le fait de s'être développées sous l'influence
et la dépendance de la fièvre scarlatine imprime à ces albuminuries un caractère particulier.

Nous voyons ces caractères spécifiques, particuliers à l'albuminurie scarlatineuse, se produire dans l'évolution de la lésion rénale, dans l'altération de la sécrétion urinaire, au point de

modifier le pronostic à induire de la présence de ces lésions; enfin, et avant tout, dans ces lésions mêmes.

Deuxième catégorie.

Anasarques aiguës. — Anasarques essentielles.

Nous plaçons ici les cas d'anasarque aiguë, avec ou sans albuminurie, survenus en dehors de toute influence scarlatineuse. Nos notes présentent dix-sept cas, dont treize avec précipités albumineux, et quatre sans coagulum. — Dans ces dix-sept cas nous proposons une subdivision en trois groupes.

Premier groupe. — Sept cas d'anasarque aiguë fébrile, avec urines sanglantes. — Nous n'avons point à décrire les symptômes de la maladie; ils sont trop connus. — Il y avait six femmes et un seul homme. La durée varia de dix à trente jours. Le précipité albumineux se montra dans le cas le moins intense durant trois jours; dans le cas le plus intense durant dix jours.

Quand la coloration brune des urines (due à un épanchement sanguin, avait disparu, le précipité albumineux diminuait considérablement, il ne restait plus qu'un léger nuage, lequel disparaissait lui-même, en même temps qu'une apparence louche, qui persistait quelque temps encore dans l'urine, jusqu'au retour du liquide sécrété à sa quantité normale.

Les malades étaient des sujets jeunes, bien portants (le plus âgé avait vingt-huit ans); des refroidissements et le contact subit de l'humidité étaient la cause occasionnelle. Chez quatre femmes, la maladie coïncida avec la suppression des époques. La guérison fut complète pour tous.

La plupart des auteurs considèrent les faits de cette nature comme des cas de nephrite albumineuse ou de maladie de Bright à l'état aigu et au premier degré. Sans entrer ici dans une discussion sur l'importance et la nécessité de la lésion rénale dans ces affections, il nous semble que ces anasarques complétement aiguës et franches doivent être séparées de la maladie de Bright, toujours disposée à une marche chronique, à des récidives à peu près inévitables et en général assez rapprochées. Nous parlerons en leur lieu de ces quelques cas aigus que nous croyons être des cas aigus de la grande maladie de Bright. A notre sens, ceux-ci seraient une maladie passagère ; le fait de présenter une lésion des reins ne devrait pas être un motif péremptoire et nécessaire pour les assimiler à une maladie dont ils ne revêtent pas le génie particulier.

Deuxième groupe. — Ce sont quatre cas d'anasarque aiguë, en tout semblables aux précédents, soit pour les causes occasionnelles, soit pour la durée, soit pour l'expression symptômatique, avec cette différence que les urines n'étaient point sanglantes et n'ont pas précipité d'albumine, encore bien qu'elles fussent rares et fort brunes. Ces quatre cas se sont présentés chez des enfants de trois, cinq, huit et onze ans. Pour trois d'entre eux, la maladie se termina par un catarrhe, ce qui aggrava la maladie. Chez les adultes du premier groupe, et encore pas chez tous, il ne se produisit qu'un œdème du poumon passager.

Notre sentiment est que toutes ces anasarques aiguës essentielles, qu'elles présentent ou non une altération des qualités de l'urine, doivent être considérées comme appartenant à une seule et même espèce morbide. Le fait de la présence de la congestion rénale (la lésion qui coïncide vraisemblablement ici avec la production du précipité albumineux) ne change pas la nature de l'affection : c'est un symptôme de plus, pas autre chose. On ne peut pas même dire que ce soit un caractère important, car il ne modifie en rien le pronostic ; il ne présente, pour le traitement, aucune médication spéciale. Pourquoi ne pas partir de l'anasarque pour instituer les distinctions nosologiques et vouloir séparer des cas analogues ? Voir ici une néphrite albumineuse, là un anasarque simple ou essentielle, du seul fait d'une modification dans les qualités seules de l'urine. Dans la scarlatine, il y a beaucoup d'anasarques accompagnées d'urines coagulables, d'où l'on conclut à une *hyperémie* des reins; il y en a bien plus encore dans lesquelles les urines ne présentent aucune modification, aucun précipité. Pour cela songe-t-on à les séparer les unes des autres et à établir entre elles une radicale différence. Ces alternatives diverses ont servi à prouver que le nœud vital de ces complications hydropiques ne devait être cherché ni dans la lésion des reins, ni dans une altération du sang ou des urines. Ici, d'ailleurs, le fait scarlatineux, dominant tous ces cas divers, a prévenu la divagation. Pourquoi, sur le terrain de l'anasarque essentielle, ne pas agir de même, et vouloir d'emblée attribuer à l'intervention de la lésion rénale et de ses conséquences une importance nosologique que rien n'autorise.

Il en est ici des lésions des reins, relativement à l'anasarque, comme des lésions pulmonaires dans le catarrhe. Dans le catarrhe, le fait de présenter un peu plus ou un peu moins d'hépathisation lobulaire ou de congestion des vésicules ne constitue pas une modification essentielle. On sait que dans le catarrhe pulmonaire il ne s'agit pas seulement de l'absence ou de la présence d'une seule lésion ou de son étendue plus ou moins grande, car il y a plusieurs lésions du poumon dans le catarrhe. Or, cette variabilité dans les caractères anatomiques ne fait pas conclure à un changement d'espèce.

Dans ces anasarques aiguës essentielles, il n'y a pas que les reins qui puissent devenir le siége de congestions, tous les viscères peuvent se prendre. La complication du catarrhe est tout aussi fréquente que celle de la congestion rénale; parfois même ces deux complications se réunissent. En voici un exemple remarquable :

Fontaine, âgé de treize ans, entre à l'hôpital de Plain-Palais le 15 mars 1855. Cet enfant s'est échappé de chez son maître, chez lequel il était apprenti. Il a mené une vie errante pendant plusieurs jours, couchant dans des allées et des réduits froids et humides. Amené à l'hôpital, après quatre ou cinq jours de maladie, on constate une anasarque générale, de la dyspnée, au point que le malade ne peut rester couché; il est obligé d'être toujours appuyé sur ses coudes. Urines très-rares, brunes et donnant, par l'acide nitrique, le précipité livide qui caractérise les urines sanglantes. Double bronchite capillaire, pouls à 138. Cet état très-grave se prolonge huit jours, et le malade meurt. L'autopsie révèle les lésions de la bronchite capillaire au dernier degré. Les deux poumons, dans les deux tiers de leur hauteur, sont gorgés de sang; les deux lobes supérieurs sont emphysémateux et présentent des cellules prodigieusement dilatées, qui attestent l'intensité de la dyspnée; le foie est rouge et gorgé de sang. Les reins sont durs, augmentés de volume, très-denses, infiltrés de sang et offrent au plus haut point les caractères de ce qu'on appelle *hyperémie des reins*.

Les autopsies à la suite de l'anasarque aiguë essentielle sont rares, celle-ci est donc précieuse. Ces lésions rénales sont très-analogues à celles qu'on rencontre dans la scarlatine, suivie d'anasarque, où tous les organes parenchymateux sont ordinairement à l'état de congestion.

Cette comparaison avec le catarrhe peut encore s'étendre à une autre considération. Quelques-uns voudront s'étonner de rencontrer la même lésion des reins, la congestion sanguine, dans trois maladies différentes, la scarlatine, l'anasarque aiguë essentielle et l'hydropisie de Bright au début. Ils en conclueront avec M. Rayer qu'il ne faut pas distinguer ces trois états, que c'est là une même maladie. Nous ferons observer que la lésion de l'hépatisation pulmonaire se rencontre dans la pneumonie franche, qu'on la trouve aussi dans certains cas de catarrhe; pour cela on ne confond pas les deux maladies, elles se maintiennent distinctes dans l'esprit du médecin, nonobstant la présence d'une lésion identique.

Dans les cas d'anasarque aiguë soumis à notre observation, les adultes ont à peu près tous présenté la lésion rénale, et les enfants une seule fois. Nous opérons sur un nombre de faits trop restreint pour qu'il soit permis de tirer une induction rigoureuse.

Cependant, si l'on veut faire profit de cette différence, nous ferons remarquer que, dans une même maladie, les enfants peuvent ne présenter que des lésions rudimentaires ou nulles, là où les adultes réalisent leur développement complet. Pour cela la maladie ne change point. MM. Rilliet et Barthez ont mis ce fait en évidence pour la fièvre typhoïde. D'ailleurs, la première observation de M. Martin Solon a pour objet un cas d'anasarque aiguë avec albuminuries chez un enfant de dix-sept mois. On en trouverait bien d'autres vraisemblablement.

Troisième groupe. — Nous arrivons à notre troisième groupe de cas aigus. Ici prennent place des cas que nous distinguons des précédents [1]. Les premiers étaient des exemplaires d'anasarque aiguë simple ; ceux-ci s'en séparent par un ensemble de caractères que nous allons tenter de mettre en évidence. Ils doivent à notre sens être considérés comme de véritables cas aigus de la maladie de Bright, réservant ce nom à la maladie, non point par le fait de la présence de l'affection rénale et de l'albuminurie, mais à l'ensemble complet des phénomènes pathologiques qui se groupent le plus habituellement autour de la lésion si bien décrite par le médecin de Londres. Il ne s'agit point de diminuer l'importance du caractère fourni par cette lésion, mais aujourd'hui que l'anatomie pathologique a épuisé toutes ses recherches, il y a avantage à laisser la lésion sur le second plan ; car au-dessus de la lésion organique il y a la maladie avec son génie propre qui imprime à la lésion et aux autres symptômes des modifications particulières suivant l'espèce, et en change le caractère au point de vue du pronostic.

Ainsi au début de la découverte de Bright on confondit, on

1. Ces cas n'ayant de commun avec les précédents que le carac'ère d'acuité, je n'entends les distinguer que pour un moment de ceux de la troisième catégorie : ils ne constituent, en effet, qu'une forme de la maladie de Bright, considérée dans l'état présent de nos connaissances, comme maladie essentielle.

assimila plutôt, les anasarques scarlatineuses avec celles auxquelles
on réserve plus volontiers aujourd'hui la dénomination d'albu--
minurie chronique. Eh bien, à l'heure où nous sommes, quel
est le médecin qui voudrait soutenir cette assimilation ? Une
étude plus approfondie des faits a démontré que le génie propre
de la scarlatine imprime à la lésion rénale des caractères parti--
culiers. Sa valeur comme signe pronostic y est tout autre que
dans l'hydropisie de Bright proprement dite. C'est le propre de
la scarlatine d'épuiser dans son évolution intrinsèque toute son
action malfaisante ; souvent elle est considérable , témoins ces
phénomènes d'hydrocéphalie et d'encéphalopathie qui compli-
quent si fatalement parfois l'anasarque scarlatineuse. Mais l'on
ne voit guère la scarlatine engendrer après soi des affections
diathésiques ou constitutionnelles ; vous ne voyez pas surtout
cette congestion rénale, parfois si intense, franchir le premier
degré pour parcourir les phases successives qu'elle accomplit
dans l'anasarque albumineuse chronique. Quelle est la raison de
ces différences, sinon le génie propre de la scarlatine.

Quant aux anasarques aiguës qui constituent notre premier
groupe, à entendre la plupart des auteurs , elles seraient toutes
susceptibles de passer à l'état chronique. Nous ne le croyons pas.
Nous pensons, au contraire, qu'il faut faire à leur endroit la
même réserve que M. Legendre[1] a faite à l'égard des hyperé-
mies rénales scarlatineuses.

Établissons quelques caractères différentiels qui feront mieux
comprendre notre sentiment.

Tout d'abord on pourrait croire que notre conclusion rejette
tous les cas d'anasarque de Bright à l'état aigu, que nous admettons la récidive comme fatale, partant, que les quelques chances
de guérison admises par les auteurs doivent être écartées. Telle
n'est point notre pensée ; nous croyons être autorisés par les

----

1. *Recherches sur quelques maladies de l'enfance.*

faits à ne point interdire toute chance de curabilité, quoique, à vrai dire, elles soient diminuées. Ainsi, pour les cinq malades de ce dernier groupe qui ont été soumis à notre observation, il en est au moins deux qui n'ont pas vu leur guérison se démentir, et il y a plus de deux ans que l'attaque a eu lieu. Sur les trois qui demeurent, il en est un qu'il m'a été possible de suivre pendant plusieurs mois, la guérison persistant. Les deux derniers ont échappé à mes perquisitions.

L'anasarque de Bright, même à l'état aigu, est toujours une maladie assez longue; elle ne dure guère moins d'un mois. Souvent, jusqu'à la fin du deuxième, il faut constater de la bouffissure au visage et de légères traces albumineuses dans les urines. Ces symptômes coïncident avec de la pâleur et de la faiblesse.

Le début offre bien des ressemblances avec celui de l'anasarque essentielle, eu égard au tableau symptômatique; cependant il est moins prompt. La mise en évidence de la prédisposition est plus lentement préparée par l'ensemble des causes occasionnelles. Habituellement il y a plusieurs jours de lassitude, de souffrance vague, d'inappétence, de pâleur et surtout de céphalalgie, avant que les signes de l'anasarque se manifestant, le sujet se considère comme définitivement malade. Les phénomènes amaurotiques, dont on a peut-être un peu exagéré la fréquence, peuvent intervenir même dans les cas aigus et fournir un caractère important, car on ne les a pas encore observés dans l'anasarque essentielle; nous les avons constatés une seule fois dans ce dernier groupe sous forme de simple affaiblissement de la vue, mais il faut reconnaître que ce symptôme est bien plus fréquent et plus intense dans les cas chroniques.

Au début, encore dans les deux affections, il y a de la fièvre, de la chaleur, de la dyspnée, mais moins de coloration halitueuse superficielle dans l'anasarque de Bright. Les urines, dans les deux cas, sont rares et coagulables, toujours brunes dans l'anasarque essentielle, moins souvent dans l'anasarque de Bright. Une fois les symptômes initiaux disparus, on voit l'albumine persister dans les anasarques de Bright, tandis que dans l'anasarque essentielle elle ne paraît plus. Le précipité continue pendant un temps plus ou moins long ; il ne dénote plus alors le simple mélange du sang à la sécrétion urinaire, mais une altération formelle du sang de l'économie entière. Après ces premiers jours d'état aigu, au moment où l'anasarque est terminée, il s'établit pour l'anasarque de Bright une période de chronicité relative ; la décroissance n'est pas très-rapide, l'altération du sang persévère encore un certain temps, et, même après qu'il a guéri, même après qu'il a repris ses travaux, le malade porte quelque temps encore des traces caractéristiques de l'affection.

Nous le répétons, il y a de ces sujets qui guérissent, mais ce sont avant tout ceux qui peuvent se soustraire aux causes débilitantes, à l'hygiène défectueuse, surtout à l'action du froid humide qui détermine si souvent l'apparition de cette maladie.

C'est ici le lieu de faire remarquer le néant de ces classifications des hydropisies en *chaudes* et *froides*, en *actives* et *passives*. Ces dychotomies sont fondées sur des distinctions physiologiques complétement étrangères à l'esprit médical. Elles s'évanouissent dès que l'on considère les modifications des symptômes, en prenant pour point de départ l'espèce morbide, c'est-à-dire la réalité médicale, et non des hypothèses conçues *a priori* sur la manière d'être des tissus. Dans le cours d'un anasarque de Bright aiguë ne trouve-t-on pas à la fois l'*actif* et le *passif*, le *chaud* et le *froid*.

Troisième catégorie.

Anasarques et albuminuries chroniques. — Maladie de Bright.

Cette dernière catégorie renferme douze cas d'anasarque de Bright à l'état chronique. On n'a tenu compte ici que des cas où la maladie s'est présentée dans sa forme franche, exempte de complications. Je n'y fais point figurer quelques scrofuleux avérés et deux ou trois phthisiques dont les urines se sont montrées albumineuses, soit dans le cours de la maladie, soit dans la période ultime. Chez eux la scrofule et la phthisie marchaient, l'albuminurie n'était là qu'un phénomène accessoire. Sur ces douze cas il y a eu sept morts; les cinq autres sont sortis de l'hôpital améliorés. — Entre ces douze malades, cinq seulement avaient contracté la maladie à Genève ou dans les environs; les autres venaient de diverses localités de la Savoie et du pays de Gex. Quant aux causes occasionnelles, c'est comme toujours : l'hygiène défectueuse, le travail dans l'humidité, les privations, quelquefois l'abus des spiritueux. Trois femmes, dont une seule est morte, avaient vu survenir la maladie pendant la grossesse. Presque tous m'ont paru ce que l'on appelle des scrofuleux guéris : ils portaient des traces d'écrouelles, des ganglions engorgés, ils avaient eu des affections cutanées, ils étaient blonds et presque imberbes.

Le plus âgé de ces sujets avait quarante-huit ans, le plus jeune vingt-deux. Le nombre des femmes égalait à peu près celui des hommes. Sauf un seul, dont nous rapporterons l'histoire, tous ces malades avaient longtemps souffert chez eux. C'est dire que je n'ai obtenu que des renseignements fort vagues sur les débuts de la maladie. Trois d'entre eux, même, furent apportés moribonds à l'hôpital, ne pouvant plus articuler une parole.

La lecture des auteurs qui ont traité de cette maladie induit à croire que les différences d'évolution de la lésion rénale, rangées sous le titre de *degrés*, se retrouvent sur le sujet dans l'ordre indiqué. Elle induit à croire aussi que l'intensité, dans le développement de l'hydropisie et des autres symptômes, est proportionnelle aux degrés décrits par les pathologistes; or, il n'en est rien. Déjà le docteur Barre avait à merveille mis en évidence ce défaut de rapport. Cette incohérence ne ressort pas du seul examen des faits étudiés par M. Barre, elle ressort aussi de la lecture de toutes les observations publiées. Nos faits confirment les conclusions de l'agrégé de Montpellier. Afin de concevoir une notion exacte de cette maladie, ici, autant que pour les cas d'anasarque essentielle ou scarlatineuse, il est bon de laisser la lésion des reins sur le second plan. Non-seulement il y a défaut de rapport d'intensité entre les degrés de la lésion, l'intensité de l'albuminurie et le développement hydropique, mais assez souvent il y a absence de lésion des reins, encore bien que les autres phénomènes aient été fort prononcés. Si nous insistons quelque peu à cet endroit, ce n'est point dans le stérile dessein de faire prévaloir une opinion opposée à celle qui a cours aujourd'hui. De ce que les faits s'opposent à ce que la lésion rénale puisse être la clef d'un système d'explications destiné à rendre compte des autres phénomènes de la maladie, il ne s'en suit pas que la lésion n'ait aucune importance : il est évident, au contraire, qu'elle en a une très-grande, quant au pronostic. Il est évident aussi que les deux circonstances de l'albuminurie (qui traduit une altération du sang) et de la lésion rénale, alors qu'elles se trouvent réunies, exercent l'une sur l'autre une influence réciproque, qui ne saurait être que funeste, en confirmant la tendance cachectique. D'autre part, n'est-il pas vrai que la pensée de la progression indéfinie de la lésion, pendant une albuminurie de longue durée, peut paralyser des tentatives de traitement, à des époques où la thérapeutique, quelquefois encore, interviendrait avec efficacité, car, jusqu'à présent, aucun signe connu ne révèle l'absence de lésions des reins dans les albuminuries chroniques.

Voici les lésions constatées dans les autopsies. Une seule fois, hypertrophie des reins considérable, avec déformation et bosselure de l'organe, dégénérescence complète de la substance corticale qui était criblée de granulations jaunes dans les deux glandes. Le sujet dont l'anasarque était énorme, et le précipité albumineux fort dense, était malade depuis dix mois.

Trois fois, le deuxième degré, c'est-à-dire l'apparition de granulations jaunes avec plus ou moins de désordres concomitants sans accroissement notable du volume de l'organe. La maladie avait duré plus d'un an dans les trois cas.

Deux fois aucune altération : dans l'observation citée plus loin et chez une femme âgée de vingt-deux ans, dont la maladie avait duré treize mois et chez laquelle les symptômes d'hydropisie étaient fort prononcés. Il a été noté, dans les deux cas, que la densité du coagulum albumineux était médiocre et que jusqu'au bout elle avait persisté au même degré.

Nous sommes donc fondés à dire qu'il résulte de l'analyse de ces faits : 1° que le phénomène de l'albuminurie n'est pas dans des proportions constantes et exactes avec l'altération organique des reins; 2° que ce n'est pas l'altération des reins qui produit l'albuminurie.

Nous allons terminer par quelques remarques sur les accidents nerveux, l'amaurose et l'encéphalopathie albuminurique. Je n'ai observé aucun des cas d'amaurose initiale, comme en décrit M. Landouzy, aucun de mes chroniques n'ayant été soumis assez tôt à mon observation; aucun d'entre eux n'ayant donné des réponses assez nettes aux questions. Mais quatre fois dans le cours de la maladie j'ai noté des troubles de la vision assez prononcés. D'abord l'affaiblissement pur et simple de la faculté visuelle, puis quelques-uns des symptômes de la berlue, les mouches volantes et la sensation d'un brouillard. Ces phénomènes étaient intermittents. Devant la maladie, ces signes, et il y en a d'autres encore, ont exactement la même valeur séméiotique, c'est-à-dire une valeur médicale, mais devant la physiologie en est-il de même? Évidemment non. Aussi M. Landouzy, en plaçant, par pure et gratuite hypothèse, en vue de ces symptômes de l'œil, la cause de la maladie de Bright dans le grand sympathique, commet-il à la fois une erreur physiologique et une erreur médicale. C'est d'ailleurs ce qu'il arrive toujours, alors qu'on s'obstine à vouloir confondre et subordonner aux mêmes lois deux ordres de faits aussi radicalement distincts que les actes physiologiques et les lésions fonctionnelles dans les maladies.

Nous ne parlerons pas longuement de l'ataxie et des convulsions qui se manifestent dans les derniers temps de la maladie. Coïncidant la plupart du temps avec le coma, ces phénomènes ultimes sont attribués : par les uns à l'altération du sang, ce qui ne se comprend guère, cette altération du sang existant déjà des mois avant l'apparition de ces accidents; par les autres à une suffusion séreuse dans les ventricules cérébraux. Cette opinion, dernier refuge des organiciens, serait-elle la plus probable? Notons bien que l'autopsie ne la confirme jamais.

Cette liaison des phénomènes convulsifs avec l'albuminurie établit un rapprochement entre l'encéphalopathie albuminurique, l'hydropisie des femmes enceintes, et l'éclampsie qui l'accompagne si souvent. Notre intention n'est point de traiter ici le sujet de l'éclampsie puerpérale ; cette question compliquée, pour être examinée sous toutes ses faces, exigerait un travail spécial; cependant, deux de nos malades qui ont été atteintes d'anasarque de Bright chronique pendant leur grossesse, donnent lieu à quelques remarques.

L'une d'elles, âgée de vingt-quatre ans, primipare, et qui a recouvré une santé passable, après un an d'anasarque albumineuse fort grave, n'a point présenté d'éclampsie. — La seconde femme, âgée de trente-six ans, accoucha avant terme de deux jumeaux (c'était la troisième grossesse) au milieu d'une anasarque de Bright datant de trois mois. Il n'y eut pas d'éclampsie. La maladie poursuivit son cours sans être en rien modifiée par l'accouchement jusqu'à la mort qui eut lieu cinq mois après.

Nous sommes fort disposés à croire que chez le plus grand nombre des femmes atteintes d'éclampsie puerpérale, on trouve de l'albumine dans les urines. Nous admettons aussi que si beaucoup de femmes éclamptiques sont atteintes d'anasarque générale, ou tout au moins d'œdème des membres inférieurs, il en est un certain nombre qui n'offrent pas de trace d'infiltration séreuse, et n'en sont pas moins pour cela albuminuriques.

Toute femme, avec ou sans œdème, ayant présenté de l'albuminurie durant sa grossesse, ne sera pas pour cela nécessairement éclamptique.

Ceci étant admis, nous croyons, avec MM. Devilliers et Regnaud [1] qu'il faut distinguer formellement de la véritable maladie de Bright l'hydropisie albuminurique, la plus fréquente des femmes enceintes. Cette affection est liée à une hypérémie passagère des reins. Ici se produit la même alternative que pour l'anasarque aiguë, essentielle, et toutes les maladies où intervient l'albuminurie. Assez souvent il y a une lésion, la congestion; tout aussi souvent il n'y en a point. Les symptômes, la marche, le pronostic si généralement favorable, la rapide disparition après l'accouchement, l'influence nulle sur la santé ultérieure, voilà autant de caractères qui distinguent cette complication de la grossesse de l'anasarque chronique de Bright. — M. Rayer a produit une confusion fort malheureuse en rapprochant cet état de l'anasarque chronique. Maintenant l'éclampsie intervient comme épisode fâcheux dans cette hydropisie puerpérale! c'est vrai, mais cet épisode ne modifie point la nature de l'affection et son génie spécifique, pas plus que l'encéphalopathie et les accidents cérébraux survenant dans l'anasarque scarlatineuse (bien que comme phénomènes ce soient des faits graves) n'autorisent à confondre, au point de vue du pronostic, l'anasarque scarlatineuse avec la maladie de Bright.

Maintenant que cet anasarque de Bright, avec son cortége de

1. *Archives* : 1848.

lésions et de symptômes funestes, avec son pronostic fâcheux, se puisse présenter dans la grossesse, c'est un fait hors de doute que confirment nos deux observations, mais la maladie conserve l'intégrité de ses caractères, la grossesse ne les modifie point. L'éclampsie pourra intervenir ici comme épisode, mais sans nécessité absolue.

Revenons à nos faits d'encéphalopathie albumineuse.

Deux de nos malades ont passagèrement présenté des symptômes de cette nature.

Le premier en date est une fille de vingt-deux ans, la plus jeune de nos malades. Chez elle, on l'a dit, les reins n'ont pas présenté de lésions appréciables, et jusqu'au dernier jour le coagulum albumineux fut de densité moyenne. La maladie dura treize mois, dont elle passa les cinq derniers à l'hôpital. Pendant les deux derniers mois elle fut prise plusieurs fois de convulsions cloniques accompagnées de coma et d'amaurose. C'était en 1849, l'attention à cette époque n'avait pas encore été portée sur les phénomènes amaurotiques. En médecine on n'observe guère que ce que l'on cherche; je n'étudiais donc pas fort minutieusement ces symptômes que je ne séparais point du coma. Ce qu'il y a de certain, c'est qu'entre chaque crise la malade recouvrait la connaissance, la parole aussi bien que la faculté de la vision complétement abolie pendant les périodes de convulsion et de coma.

Nous allons retracer en entier l'histoire d'un deuxième malade atteint d'encéphalopathie. C'est un fait modèle de maladie de Bright. Nous eûmes à son sujet la fortune assez rare d'avoir suivi la maladie dans tout son cours, et d'avoir été témoin de toutes les rechutes.

Le 28 décembre 1853, entre à l'hôpital de Plain-Palais, Joseph Dupanloup, âgé de vingt-sept ans. Ce jeune homme est ouvrier de campagne, il n'est point maladif d'ordinaire et ne se souvient pas avoir à aucune époque de sa vie subi, eu égard à sa santé, d'atteintes sérieuses. Il ne porte aucune trace de scrofule, ni d'aucune autre maladie constitutionnelle. Pendant l'automne long et pluvieux que nous avons enduré, il a vaqué à son travail exposé à toutes les intempéries, souvent il a eu les pieds mouillés. Il ne paraît pas que son logement fut humide, son alimentation était suffisante.

Cet homme était d'une pâleur mate uniforme, cette coloration du visage rappelait le teint cachectique des individus atteints de fièvre intermittente; il n'y avait aucune trace de bouffissure. Le malade se plaint d'une forte douleur de tête qui l'a appréhendé depuis huit jours; qui s'est graduellement accrue, apparaissant d'abord à l'occiput, puis finissant par se déclarer sur le front. Cette douleur est à peu près constante, elle éloigne presque entièrement le sommeil. Les yeux sont souvent fermés, cependant le malade ne craint pas le jour, les pupilles sont contractiles plutôt que dilatées; la force de la vision est diminuée mais le phénomène n'est pas très-frappant. Il n'y a point de fièvre, il n'y a pas de constipation ni de vomissements, l'appétit est moyen.

Cet état dura huit jours avec des alternatives de médiocre importance. — Le 27 décembre, le matin, à la visite, je trouve de la fièvre; la nuit a été fort agitée, cependant la céphalalgie habituelle a diminuée, par contre le visage est bouffi et porte les marques d'un érysipèle au début.

Je ne veux point décrire minutieusement l'évolution de cet érysipèle, il se développa comme chacun sait, il fut long et grave, il y eut du délire durant vingt-quatre heures, la fièvre monta jusqu'à cent trente pulsations, l'érythème cutané ne dépassa pas le visage et le cuir chevelu et se termina par deux abcès assez considérables sous les paupières inférieures; l'érysipèle fut guéri du 18 au 20 janvier 1854 et avec lui avait disparu la céphalalgie. Le malade reprenait difficilement des forces et de l'appétit, il se levait à peine, quand, subitement, le 23 janvier, après un frisson et douze heures de fièvre, apparut une nouvelle éruption d'érysipèle, mais cette fois-ci sur les deux jambes. L'affection cutanée affectait là tout-à-fait la forme de l'érysipèle noueux des filles chlorotiques. Il était douloureux; la couleur des plaques était d'un rouge violet foncé; il en avait été de même au visage. Cette reprise dura huit jours, après lesquels les jambes demeurèrent quelques temps œdematées. Le malade quitta l'hôpital les premiers jours de février, il était encore faible, irrégulier quant à l'appétit et conservait la pâleur du visage observée au début.

Cinq semaines après, le 20 mars 1854, Dupanloup entre derechef à l'hôpital, il a repris son travail pendant quelques temps, mais force a été de le suspendre après dix-huit jours d'essai; il voyait ses jambes enfler et ses forces diminuer. Je constate un œdème général à peu près d'égale intensité sur tous les points du corps. Le visage est toujours pâle et mat, les yeux sont ternes, mais point amaurotiques, les fonctions digestives faibles, il n'y a pourtant pas de constipation, les urines sont claires, pâles, transparentes et précipitent une notable quantité d'albumine; la faiblesse est grande; le malade triste et inquiet ne veut pas quitter son lit. Tout naturellement je rapprochais cette seconde attaque de la première et je me fis reproche de n'avoir point essayé les urines pendant l'érysipèle. Le pronostic porté fut assez grave eu égard à la succession dans les affections, eu égard surtout à l'examen des urines qui faisait conclure à une albuminurie de forme chronique et interdisait l'espoir qu'il est le plus habituellement permis de fonder sur l'anasarque aiguë. Il n'y avait pas d'épanchement sanguin dans l'urine, l'albumine précipitée provenait d'une modification dans les éléments constitutifs de la sécrétion et non pas d'une certaine quantité de sang introduite par voie de mélange. Sous l'influence de divers médicaments (belladone, aconit, ac. nitrique) cet anasarque disparut pourtant assez vite. Au bout de trois semaines les forces avaient reparu, les signes extérieurs d'hydropisie n'existaient plus, il restait encore des traces d'albumine dans l'urine dont la sécrétion d'ailleurs avait augmenté. À la fin du mois les urines étaient normales et le malade sortait, nous étions au 23 avril.

Je perdis de vue ce malade jusqu'au 4 août, pendant un peu plus de trois mois. Ce jour là il fut apporté à l'hôpital sans connaissance, n'entendant rien, ne connaissant personne, les pupilles dilatées, les yeux fixes, insensibles à la lumière, la sensibilité tactile de la surface du corps fort obscure, sinon tout à fait abolie, les quatre membres étaient agités, par intervalles, de convulsions éclamptiques, les dents étaient serrées, il n'y avait pas d'écume à la bouche. Cet état durait depuis vingt-deux à vingt-cinq heures. C'est au milieu de son travail aux champs que le malade avait été pris de cette attaque à laquelle on ne peut rattacher comme symptômes précurseurs qu'un violent mal de tête sus-orbitaire datant de deux ou trois jours, de la faiblesse et du malaise général. Aux convulsions succédaient parfois de la contracture; il n'y avait aucune apparence d'hémiplégie. Le désordre convulsif empêcha de pratiquer une saignée, il rendit aussi infructueuse une application de ventouses à la nuque, on se contenta de sinapismes sur les membres inférieurs, une potion de belladone (10 gouttes d'alcoolature) fut administrée dans l'espace de douze heures et encore avec assez de peine vu le trismus. Il ne me fut pas possible ce jour là d'obtenir des urines, le malade se laissait aller involontairement.

Le lendemain, 5 août, au matin, je trouve le malade calme, les convulsions ont cessé dans la nuit. Il ne peut point parler encore distinctement, mais la connaissance reparaît, l'état amaurotique est toujours le même, le malade ne distingue pas le jour de la nuit. Les urines sont essayées, elles laissent précipiter de l'albumine en quantité moyenne. La belladone est continuée. Le 6 août la connaissance est revenue, le malade très-faible, très-fatigué, parle et raconte ce qu'il éprouve; il distingue le jour de la nuit, mais ne distingue personne; il confond avec l'infirmier la sœur qui lui donne à boire; il y a toujours la même quantité d'albumine; il y a peu d'anasarque, de la bouffissure au visage et un peu d'œdème autour des malléoles, pas davantage. Le pouls, qui était accéléré sans être positivement fébrile pendant la période convulsive, est tombé à soixante-dix.

Les phénomènes amaurotiques disparaissent peu à peu ; le 10 août le malade distingue les individus et les objets ; le 14 août la vue est faible encore, mais elle est entière, toutefois le malade ne peut pas lire sans fatigue, le grand jour ne l'importune pas beaucoup.

Une fois les symptômes disparus il ne reste plus que ceux de l'anasarque albumineuse. Un traitement de protoiodure de fer est tenté mais infructueux. Le soufre pris en bains est plus heureux. Le malade lassé d'attendre sort de l'hôpital faible et maladif encore le 10 septembre.

Il rentre une quatrième et dernière fois le 12 octobre. Cette fois-ci on constate les symptômes bien connus de l'anasarque albumineuse à l'état cachectique. Les symptômes amaurotiques sont très-faibles, l'anasarque n'est cependant point très-considérable, le dépôt albumineux est souvent bien plus marqué. Au moment de l'entrée, aux symptômes de la maladie s'ajoutent ceux d'une salivation mercurielle des plus intenses. Le malade avait consulté un médecin qui lui avait ordonné des pilules drastiques contenant du calomélas. Cette salivation fut un épisode fort désagréable, elle dura trois semaines et engendra mille misères. Outre un ptyalisme abondant, des escarres sur les gencives et à la face internes des joues, le malade était incapable de déglutition. Toutefois il surmonta cette crise et il vécut encore un mois après que tout phénomène d'intoxication hydrargirique eût disparu. Dans les derniers jours les symptômes amaurotiques se prononcèrent davantage. Le malade conserva sa connaissance jusqu'au bout ; l'hydropisie n'acquit point une proportion plus considérable non plus que le coagulum albumineux.

Autopsie trente-six heures après la mort. — Toutes les cavités sont successivement ouvertes. L'examen du cerveau et de ses enveloppes fut long et patient ; on ne découvrit aucune altération, les couches optiques, les ventricules, le nerf optique furent étudiés attentivement et passés au filet d'eau, il ne fut possible de découvrir aucune lésion, le cerveau était presque exsangue. Je déclare n'avoir pas examiné tous les ganglions du grand sympathique dans lesquels M. Landouzy, par l'hypothèse la plus exempte de vérifications, place le siége de la maladie. Ceux du plexus solaire, les seuls que je recherchais, étaient parfaitement sains.

Les poumons ne portaient d'autres traces que celles du genre de mort qui avait été l'asphyxie lente. Il n'y avait pas trace de tubercules ni d'épanchement pleurétique, un peu d'œdème du poumon, surtout à gauche. Rien d'extraordinaire au cœur.

Les reins ne présentent aucune altération, ils ne sont ni gros ni petits, les deux substances sont normales dans leurs proportions et ne présentent aucun des degrés de l'altération si connue aujourd'hui et si

minutieusement décrite par Bright et M. Rayer. Les deux substances
surtout la corticale, etaient d'un rouge foncé presque noir en quelques
points. Ces altérations de couleur sont citées par plusieurs auteurs
comme le premier degré de la maladie de Bright, c'est ce qu'on appelle
l'hypérémie des reins. On ne trouve pas autre chose chez les sujets
qui meurent après avoir présenté passagèrement de l'albumine dans
leurs urines, chez des scarlatineux par exemple. Il y avait un peu d'u-
rine dans la vessie qui présenta le précipité habituel. On nota en dernier lieu un commencement d'épanchement séreux dans le péritoine.——

Rarement on voit des exemplaires de convulsions albuminuriques entourés d'autant de lumière. Alors que le malade fut apporté à l'hôpital à la troisième rechute, sans connaissance, agité
de convulsions, complétement amaurotique, n'ayant conservé
de son anasarque que la pâleur et quelques traces de bouffissure ;
assurément, si on n'eut été éclairé par les incidents antérieurs,
le diagnostic eut été mal aisé. —Je ferai remarquer la curabilité
de l'accident et son caractère complétement épisodique. — Une
fois l'orage apaisé, la maladie marche derechef, elle suit im-
perturbablement son cours, le pronostic funeste s'accomplit. —
S'il se fut agi d'un scarlatineux, la partie était gagnée. L'incident
puise donc sa gravité en lui-même, non pas dans la maladie à
laquelle il se superpose[1]. Comment croire que l'altération constitutionnelle du sang fût pour rien dans cet incident. La lésion rénale, pas davantage, puisque l'autopsie n'en a point démontré.
Il ne s'explique pas non plus par l'évolution habituelle des
symptômes de la maladie. Si l'on tient à une explication, force
est bien de recourir à une hydrocéphalie passagère ; mais encore
une fois c'est une hypothèse non vérifiée.

Si, à la rigueur, une suffusion séreuse accidentelle peut rendre compte des accidents encéphaliques, il n'en est pas de même

---

1. C'est-à-dire : qu'il s'agisse d'une scarlatine ou d'une anasarque de
Bright, l'incident encéphalopathique est également grave car le plus souvent
il est mortel; mais cet incident une fois terminé et heureusement terminé,
chaque maladie suit son cours avec les chances offertes par son génie propre.
La scarlatine guérit; l'anasarque de Bright accomplit son pronostic si habituellement funeste.

de l'amaurose, surtout de l'amaurose initiale, ce symptôme si variable, si fugace. Sans doute, ces phénomènes amaurotiques accompagnent toujours les accidents cérébraux, mais ils surviennent aussi sans eux, et combien ne sont-ils pas plus fréquents, ou pour mieux dire, plus habituels. D'ailleurs, M. Landouzy et d'autres observateurs ne comprennent pas seulement sous ce terme d'amaurose le simple phénomène de l'affaiblissement de la vision, ils introduisent sous cette dénomination, les innombrables variétés de la berlue, les mouches volantes, la vision double, les voiles, les nuages, les teintes laiteuses, les apparences de pluie. —Or, ces hallucinations du sens de la vue ne sont pas le fait de la seule maladie de Bright, on les rencontre dans le diabète, dans le chlorose, dans la grossesse exempte de toute complication albuminurique, dans la goutte, surtout dans la goutte anomale et héréditaire. Dans toutes ces maladies et bien d'autres que nous passons, il n'a pas été possible d'invoquer des lésions fixes, soit des milieux optiques, soit des nerfs de l'œil, soit du cerveau, pour expliquer ces divers phénomènes. Les explications risquées pour l'amaurose et les berlues de la maladie de Bright n'ont pas plus de solidité, nous ne nous arrêterons pas à les discuter : mieux vaut demeurer sur le pur terrain médical, et considérer chacun de ces symptômes, eu égard à la maladie qui les présente. Ces hypothèses physiologiques ne sont point nécessaires pour faire de la séméiotique, c'est-à-dire pour étudier la valeur des symptômes, les comparer et les transformer en signes. Dans l'anasarque de Bright, les phénomènes amaurotiques sont importants : M. Landouzy a rendu un véritable service à la science, en les mettant en évidence. Ce signe est exclusivement propre à l'anasarque de Bright chronique, il n'est point signalé dans les hydropisies scarlatineuses, non plus que dans l'anasarque aiguë.

Les conclusions à tirer de ce travail n'ont pas besoin d'être longuement formulées.

Déjà il était acquis à la science que le phénomène de l'albuminurie ne signifie pas toujours lésion des reins. Nous avons cherché à manifester que, soit isolé, soit dépendant d'une lésion rénale, ce symptôme est loin d'avoir toujours la même valeur séméiotique; qu'il est loin surtout d'autoriser le médecin à conclure à l'existence de cette seule et unique maladie, le plus souvent désignée sous le nom de néphrite albumineuse; qu'il n'y a donc rien de moins conforme à l'esprit médical que cette unité pathologique construite autour d'une lésion des reins (qui n'existe pas toujours et qui n'a pas toujours la même valeur), à laquelle on rattache une altération du sang, des troubles dans la sécrétion urinaire et l'apparition de l'hydropisie. Ce défaut de cohérence et de fixité dans les symptômes juxtaposés étant constaté, nous avons pensé qu'il fallait se placer à un point de vue autre que celui des lésions, pour apprécier les différentes formes de l'albuminurie et en établir la séméiotique.

Pour cela, abandonnant le terrain de l'anatomie pathologique adopté par Bright et la plupart de ses successeurs, il n'y avait pas d'autre voie à suivre que d'étudier l'albuminurie du point de vue des espèces morbides si variées où elle intervient comme symptôme. C'est ce qui a été fait.

Laissant de côté toutes les maladies aiguës et chroniques où l'albumine se présente passagèrement, nous limitant aux maladies où elle apparaît fréquemment et avec le plus de persistance, l'analyse des faits observés nous a conduit aux conclusions suivantes :

1° *Scarlatine.* — L'albuminurie se produit dans cette maladie avec ou sans anasarque. La lésion rénale, quand elle existe, est une congestion. Le coagulum albumineux, dans la grande majorité des cas, provient d'un épanchement de sang dans la sécrétion urinaire. Ce n'est que dans quelques cas rares et chroniques que l'albumine se décolore et passe dépouillée de la matière colorante du sang.

Le fait de la présence de l'albumine dans l'urine, tout en ayant de la valeur, n'est pas en soi un signe funeste. Le pronostic demeure subordonné à l'ensemble des symptômes de la maladie. Il n'indique pas une lésion grave des reins qui puisse devenir un obstacle formel à la guérison.

2° *Anasarque essentielle.* — Maladie aiguë où, de même que dans la scarlatine, la lésion rénale et l'albuminurie n'interviennent pas dans tous les cas. Quand elles se présentent, elles n'ajoutent pas à la gravité du pronostic, la lésion est l'hypérémie, le coagulum albumineux provient d'un épanchement de sang. Dans les cas graves, ce n'est ni la lésion des reins ni la présence de l'albuminurie qui rend le pronostic funeste : les complications importantes viennent alors d'autres organes, surtout des poumons.

3° *Grossesse.* — Il est aussi contraire à la vérité de donner le nom de néphrite albumineuse à tous les cas de grossesse où se présente l'albuminurie, qu'il l'est d'appeler fièvre puerpérale tous les accidents fébriles et inflammatoires qui suivent l'accouchement. Les femmes enceintes peuvent être atteintes d'anasarques de Bright proprements dites chroniques. La maladie chez elles, sauf quelques complications inhérentes à la situation de la femme, ne présente pas de symptômes particuliers : elle n'est ni plus ni moins grave qu'en toute autre circonstance ; disons seulement qu'elle provoque l'accouchement prématuré.

Mais bien plus souvent les femmes enceintes sont prises d'anasarques bien moins graves, avec ou sans lésion des reins, lésion qui n'est pas autre que l'hypérémie congestive, avec ou sans albuminurie, celle-ci le plus souvent inoffensive. Cette anasarque peut devenir grave en deux circonstances : 1° quand elle prend un développement démesuré ; 2° quand l'éclampsie, presque toujours liée à l'albuminurie, apparaît avec ses chances si souvent funestes.

4° Anasarques de Bright aiguës et chroniques. — La maladie étant reconnue, ici l'albuminurie dénote une altération constitutionnelle du sang, dont le pronostic est toujours fort grave, sinon absolument funeste; elle dénote encore l'altération des reins décrite par Bright. Toutefois, on a vu plusieurs fois que la coïncidence n'est pas absolument constante. Encore bien que l'albuminurie soit dans cette maladie un signe bien plus important que dans toutes les autres, elle n'autorise pas à porter un pronostic définitivement mauvais; il y a des cas de guérison : l'ensemble des symptômes doit être pris en considération.

Thérapeutique. — Nous n'avons point prétendu faire une histoire complète des anasarques et de l'albuminurie : on ne doit pas s'attendre à trouver ici l'exposition détaillée du traitement exigé par les maladies où se rencontrent ces symptômes importants. Il ne s'agit maintenant que de grouper quelques conclusions thérapeutiques autour des signes séméiotiques que nous venons d'établir.

L'organicisme, qui a tout envisagé du point de vue de l'albuminurie, devait s'efforcer d'établir les indications thérapeutiques sur ce symptôme unique. C'est en effet ce qui est arrivé. Aussi, depuis Bright jusqu'à ce jour, avons-nous vu les tentatives les plus diverses se formuler autour de la pensée dominante. On voulait trouver à la maladie une cause unique : tout, naturellement à cette cause, devait correspondre au remède unique. Les deux erreurs étaient inséparables l'une de l'autre. Il doit être accordé de dire que ces tentatives n'ont pas réussi. L'expérience, croyons-nous, est assez longue pour autoriser une conclusion contre cette recherche de médicaments anti-albumineux.

Il n'y a point jusqu'à présent de substance médicamenteuse capable de modifier directement l'altération des urines et du sang que caractérise la présence de l'albumine : première conclusion à induire de travaux des médecins qui ont adopté le préjugé organicien. Toutefois, nous ne prétendons pas engager l'avenir; on ne fait ici que le bilan du temps présent.

Il faudra juger ces tentatives plus sévèrement encore, si l'on tient compte de signes séméiotiques que nous avons essayé de mettre en évidence. En effet, si l'on ne se place pas au point de vue de l'espèce morbide pour juger le symptôme albuminuric, on risque de donner à ce symptôme une valeur séméiotique qu'il n'a point, par suite d'établir une connexité mensongère entre des résultats thérapeutiques complétement étrangers les uns aux autres. Ainsi c'est errer que de conclure, comme l'ont fait M. Rayer et d'autres auteurs, des résultats en apparence favorables, obtenus par les diurétiques dans les anasarques aiguës, à leur efficacité dans la maladie de Bright chronique. La même remarque doit s'étendre aux purgatifs drastiques ou autres, si exclusivement préconisés dans ces maladies.

De là, il faut tirer une deuxième conclusion : s'obstiner à donner sans distinction au symptôme albuminuric une valeur absolue, c'est se placer dans une situation contraire au génie médical qui exige les distinctions séméiotiques; c'est donner aux indications thérapeutiques une base dépourvue de solidité, ou plutôt de vérité. Car le fait de voir disparaître l'albuminurie dans telle maladie, sous l'influence de tel agent médicamenteux, n'implique point—que dans telle autre maladie, le même symptôme étant présent, le même agent — soit capable de le faire disparaître.

Ce serait ici le lieu d'introduire la critique des innombrables traitements proposés depuis vingt ans contre les anasarques et l'albuminurie. N'en ayant pas eu le dessein, nous ne le ferons point. Aussi bien, chacun sait-il parfaitement à quoi s'en tenir, eu égard au degré de confiance que méritent les nombreuses médications essayées. De toutes les théories thérapeutiques, aucune n'est restée debout, depuis les purgatifs sous toutes les formes, et les diurétiques administrés dans la pensée de changer

 ÉTUDE SUR L'ANASARQUE,

le cours des humeurs ou de modifier directement l'action secré-
toire des reins, jusqu'aux traitements analeptiques ou toniques,
qui ont pour base le fer ou le quinquina. Quelques indications
passagères ont été remplies, surtout dans les cas aigus qui n'of-
fraient aucune difficulté sérieuse; mais rien d'assez positif et
d'assez constant pour le proclamer.

La notion des espèces morbides distinctes unie à la pratique
de la loi de similitude en thérapeutique, nous a conduit à une
toute autre méthode pour établir les indications.

Reprenons nos catégories.

Anasarques scarlatineuses. — Les médecins habitués au traitement homœopatique de la fièvre scarlatine, ne trouveront ici
que la confirmation de faits dont souvent ils furent le té moins.

Nous avons sept cas dont un fut mortel. Tous les sujets
avaient été atteints de scarlatine franche de forme commune,
exempte de complication miliaire. Le début de l'hydropisie fut
toujours marqué par un redoublement de fièvre, de la rougeur
à la face, de la chaleur et un ensemble de symptômes subaigus.
Aconit et *belladone* donnés alternativement chacun pendant vingt-
quatre heures ont toujours produit le meilleur effet. Il survenait
des sueurs considérables, et en quatre ou cinq jours avec l'anasarque avaient diminué la fièvre, et surtout la dyspnée. Trois
fois, les malades, au bout du premier septenaire, après l'apparition de l'anasarque, furent en état de se lever, et il n'y eut plus
à surveiller qu'un léger œdème du poumon. Une fois, après la
disparition de l'anasarque, survint une période de douleurs
rhumatismales fort aiguës, encore bien qu'il n'y eut que fort peu
de fièvre. *Aconit* et *douce amère* en firent justice. Deux fois, l'a-
nasarque se prolongeant, malgré l'amélioration réelle du début
du traitement, il fallut recourir à d'autres médicaments. —
Helleborus niger eut alors une action sensible, plus favorable
que celle d'*arsenic* et de *rhus*, conseillée dans des cas analogues.

L'anasarque aiguë avec albuminurie et l'anasarque essentielle sont pour nous une seule et même maladie. Les indications sont identiques; dans la grande majorité des cas le traitement n'offre pas de difficultés. *Aconit* surtout, puis *belladone*, répondent aux indications et triomphent du mal, en abattant rapidement la fièvre, en provoquant la diaphorèse, et par suite la rétrocession de l'œdème. *Cantharis* employée deux fois, par suite d'une fausse interprétation de la loi de similitude, n'a produit aucun résultat sur les urines, encore moins sur l'état général. Quant aux catharres qui suivirent quelquefois, après la disparition de l'anasarque, ce n'est pas le lieu d'en tracer le traitement.

Nous arrivons à la *maladie de Bright*. En thérapeutique, c'est là un sujet ingrat pour tout le monde, et si nous en disons quelque chose, ce n'est point pour proposer une médication triomphante. Le médecin, surtout le médecin d'hôpital, ne rencontre que trop souvent de ces sujets cachectiques dès longtemps condamnés, ayant épuisé toutes les médications connues, qui lui arrivent au dernier période, alors qu'il n'est plus permis d'espérer en rien. Mais auparavant que cette extrémité soit atteinte, n'y a-t-il point de médication à mettre en œuvre en dehors des diurétiques, des drastiques si habituellement infructueux, et avant d'en venir aux mouchetures si tristement nécessaires. Nous osons croire le contraire. Il y a quelques moments qui permettent l'action thérapeutique avec des chances plus favorables que d'autres. A cet égard nous insistons sur l'importance du diagnostic des attaques aiguës. Quand une de ces attaques aiguës se présente, à défaut des signes fournis par l'ensemble des symptômes, les tentatives thérapeutiques indiqueraient immédiatement au médecin qu'il n'a pas affaire à une simple anasarque, suite de refroidissement, mais à une maladie grave. Il faut dire aussi que les sujets atteints, pour la plupart soumis à des causes occasionnelles débilitantes, réalisent ce caractère de la constitution scrofuleuse dont nous avons parlé. Ici encore, la loi de similitude indique *Aconit*, et son action se montre salutaire,

mais il la faut prolonger bien plus longtemps que dans l'anasarque
essentielle. Dans les cas heureux, alors que l'attaque peut être
maîtrisée et que l'on empêche le passage à l'état chronique, on
obtient une forte diminution de l'œdème. Il s'établit ensuite une
période qui peut durer de six semaines à deux mois, période
pendant laquelle les malades faibles, toujours pâles, boursouf-
flés, rendent des traces d'albumine dans les urines. Pendant
cette période, ce sont la *douce amère*, l'*acide nitrique* et le *car-
bonate de potasse*, qui m'ont rendu le plus de services. S'il est
possible alors de modifier les conditions d'existence des individus,
par exemple, en provoquant un changement de profession, le
retour d'une seconde attaque peut être prévenu. Mais trop souvent les récidives sont fatales et la maladie passe à l'état chronique.

Nous avons trop insisté sur l'inutilité des efforts tentés pour
réprimer la production de l'albumine dans les urines, pour qu'il
y ait lieu d'y revenir. Aussi, est-ce en dehors de cette lésion,
qu'il faut chercher des sources d'indications. On les trouvera
avant tout dans les caractères de la scrofule, dont la plupart de
ces malades sont fortement empreints. A cette période avancée
de la maladie, *calcarea, acide nitrique et soufre* ont rendu des
services. Le soufre est donné soit à l'intérieur, soit en bains.
Ajoutons cependant qu'il ne faut pas que l'hydropisie soit trop
considérable. Deux fois, nous avons vu les médicaments produire
des changements favorables après une évacuation du liquide de
l'hydropisie par des mouchetures. Sur nos douze malades, cinq
seulement sont sortis de l'hôpital améliorés. Deux d'entre eux,
dont il a été possible de suivre la trace, ont recouvré, sinon une
santé parfaite, tout au moins un état de vie supportable, et cela
après avoir présenté l'un durant huit mois, l'autre pendant six,
les symptômes les plus formels de l'anasarque de Bright avec
albuminurie.   E. DUFRESNE.

Paris. — Typographie de Gaittet et Cie, rue Git-le-Cœur, 7.